# BEI GRIN MACHT SICH IHR WISSEN BEZAHLT

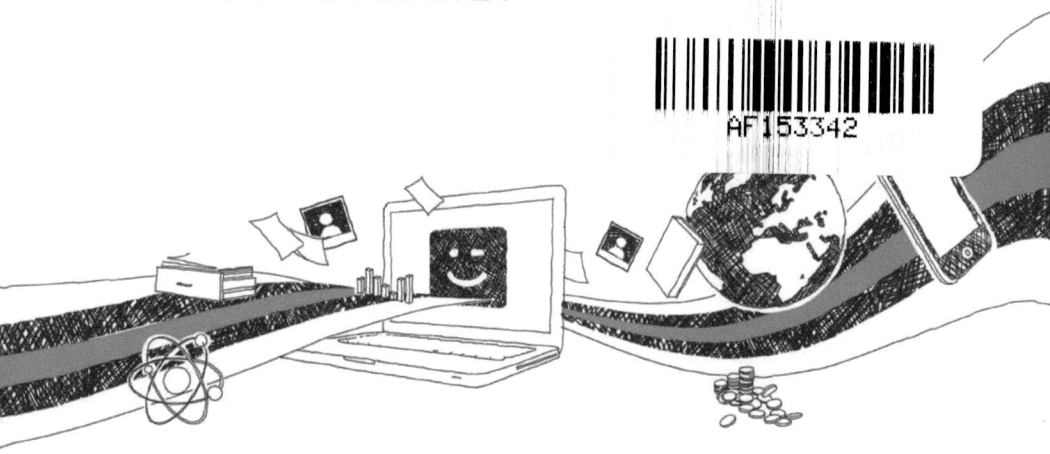

AF153342

- Wir veröffentlichen Ihre Hausarbeit, Bachelor- und Masterarbeit

- Ihr eigenes eBook und Buch - weltweit in allen wichtigen Shops

- Verdienen Sie an jedem Verkauf

## Jetzt bei www.GRIN.com hochladen und kostenlos publizieren

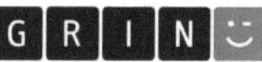

# E-Learning in der Pflegeausbildung. Möglichkeiten der Unterrichtsgestaltung

Sebastian Kwasek

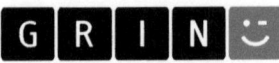

**Bibliografische Information der Deutschen Nationalbibliothek:**

Die Deutsche Nationalbibliothek verzeichnet diese Publikation in der Deutschen Nationalbibliografie; detaillierte bibliografische Daten sind im Internet über http://dnb.d-nb.de abrufbar.

ISBN: 9783346684325
Dieses Buch ist auch als E-Book erhältlich.

Druck und Bindung: Books on Demand GmbH, Norderstedt Germany
Gedruckt auf säurefreiem Papier aus verantwortungsvollen Quellen

Das vorliegende Werk wurde sorgfältig erarbeitet. Dennoch übernehmen Autoren und Verlag für die Richtigkeit von Angaben, Hinweisen, Links und Ratschlägen sowie eventuelle Druckfehler keine Haftung.

Das Buch bei GRIN: https://www.grin.com/document/1248087

Hausarbeit zum Thema:

# „Kompetenzorientierte Gestaltung von Online-Unterricht in der Pflegeausbildung"

Grundlagen zum Erwerb von Kompetenzen im E-Learning Unterricht in der generalistischen Pflegeausbildung

Vorgelegt von:      Kwasek, Sebastian


Studiengang:        Pflegepädagogik M.A.
                    1.Fachsemester


Abgabe:             31.03.2021

# Inhaltsverzeichnis

# Einleitung

Durch die neue generalistische Pflegeausbildung, die seit Januar 2020 in Kraft getreten und durch das Pflegeberufereformgesetz grundlegend neu geregelt ist, wird der Kompetenzorientierung innerhalb der Gestaltung der Ausbildung ein hoher Stellenwert zugeschrieben. So definiert das neue Pflegeberufegesetz (PflBG) in §5 die Ausbildungsziele, welche laut §2 der Ausbildungs- und Prüfungsverordnung innerhalb der theoretischen und praktischen Ausbildung vermittelt werden sollen. Zu den Ausbildungszielen zählen, dass die Pflegenden in der Lage sein sollen ihr Handeln auf Grundlage von „fachlichen und personalen Kompetenzen einschließlich der zugrundeliegenden methodischen, sozialen, interkulturellen, und kommunikativen Kompetenzen und der zugrundeliegenden Lernkompetenzen sowie der Fähigkeit zum Wissenstransfer und zur Selbstreflexion" (§5, PflBG) durchzuführen. Innerhalb der Pflegeausbildung wird exemplarisches Wissen gelehrt, wobei der Fokus auf der Vermittlung von beruflicher Handlungskompetenz liegt. Diese Kompetenzen ermöglichen es den Auszubildenden auch dann zu handeln, wenn sie kein oder nur unvollständiges Wissen haben, wodurch sie in der Lage sind problemorientiert zu handeln (Kuhlmann & Sauter, 2008). Gerade im Rahmen der generalistischen Pflegeausbildung wird die Exemplarität im Unterricht deutlich zunehmen, da nun die drei Ausbildungen der Gesundheits- und Krankenpflege, Gesundheits- und Kinderkrankenpflege sowie der Altenpflege zusammengelegt wurden. Das bedeutet einen Zuwachs an Lehrinhalten bei gleichbleibender Ausbildungsdauer (§6, PflBRefG). Der Erwerb von Kompetenzen ist aus pflegepädagogischer Sicht daher umso relevanter, da die aktuelle Ausbildungs- und Prüfungsverordnung für die Pflegeberufe, in ihren Anlagen 1 bis 5 die zu erwerbenden Kompetenzen formuliert. Diese müssen durch die Lernenden erworben werden, um die staatlichen Prüfungen zu bestehen und die Berufsbezeichnung des Pflegefachmannes bzw. der Pflegefachfrau zu erhalten (BMFSFJ, 2019). Der mit der Reform einhergehende Paradigmenwechsel, hin zur Kompetenzorientierung, stellte die Pflegeschulen bereits vor große Herausforderungen und Erfordert ein Umdenken innerhalb der Ausbildung. Zusätzlich dazu wurde das Thema E-Learning und Digitalisierung, nicht zuletzt durch die vorherrschende Pandemie, immer präsenter und relevanter für Unterricht in der Pflegeausbildung. Nach Angaben des Ministeriums für Schule und Bildung des Landes Nordrhein-Westfalen besteht ein Nachholbedarf in Bezug auf die Digitalisierung an Schulen (Bildungsportal des Landes Nordrhein-Westfalen, 2019) und gerade die im Jahr 2020 vorherrschende Corona-Pandemie hat dem Bildungswesen in Deutschland diesen Mangel an digitaler Lernstruktur vor Augen geführt (Engels, 2020). Sind Pflegeschulen überhaupt in der Lage mit der Form des E-Learning die geforderten Kompetenzen zu vermitteln? Welche Gestaltungsmöglichkeiten gibt es? Aus diesem Grund lautet die Frage dieser Arbeit „Welche Grundlagen muss E-Learning Unterricht erfüllen, um Kompetenzen im Unterricht zu vermitteln?". Es werden in dieser Arbeit weniger einzelne Tools oder Medien vorgestellt die im Unterricht Anwendung finden, aufgrund der ausreichend vorhandenen Datenbanken und Sammelwerke. Diese Hausarbeit stellt dar, wie kompetenzorientierter Unterricht gestaltet werden sollte und inwieweit diese Gestaltungsmöglichkeiten auf ein E-Learning-Konzept übertragbar sind. Daher sollen zunächst die Begriffe Mediendidaktik und E-Learning, als Form der mediendidaktischen Umsetzung, definiert werden. Zusätzlich wird dargestellt, wie diese Lehrform anzuwenden ist und wie sich diese von traditionellem Unterricht differenziert. Im Anschluss werden Kompetenzen erläutert und dargestellt aus welchen Bestandteilen diese bestehen und wie Kompetenzen bzw. deren Bestandteile erworben werden können. Sind die grundlegenden Begriffe geklärt werden die in der generalistischen Pflegeausbildung zu erwerbenden Kompetenzen dargestellt. Im Anschluss folgt die Gestaltung von kompetenzorientiertem Unterricht. Hierfür wird sich an den 10 Phasen des Gov-I-Verfahrens orientiert (Schott & Ghanbari, 2012). Hierbei liegt ein besonderer Fokus auf den Lernaufgaben und der Konstruktion von E-Learning Angeboten. Im Fazit werden die theoretischen Grundlagen miteinander verknüpft um Parallelen aufzuzeigen und die Möglichkeiten des Kompetenzerwerbs zu verdeutlichen. Eine tiefergehende Untersuchung, im Rahmen aktueller Studien zum Kompetenzerwerb durch E-Learning wird empfohlen. In dieser Arbeit soll ein erster Hinweis darauf gegeben werden, inwieweit E-Learning zum Erwerb, der in der generalistischen Pflegeausbildung geforderten Kompetenzen, in der Lage ist.

# Hauptteil

## 1. Mediendidaktik & E-Learning

### 1.1 Definition Mediendidaktik

Das Feld der Mediendidaktik befasst sich mit der Lehre und dem Lernen mit Medien und den damit einhergehenden Fragen, wie Medien zur Erreichung pädagogisch begründeter Ziele eingesetzt bzw. gestaltet und wie Lehr- und Lernprozesse durch die Gestaltung oder den Einsatz von Medien optimiert und angepasst werden können (Süss, D., Lampert, C. & Trültzsch-Wijnen, C. W., 2018). Die Definition von Mediendidaktik wird hierbei durch die Unterscheidung des Gegenstandsbereiches bestimmt. Als klassische Definition im engeren Sinne kann der Ansatz von DeWitt & Czerwionka aus dem Jahr 2007 gelten: „Die Mediendidaktik befasst sich mit den Funktionen, der Auswahl, dem Einsatz, der Entwicklung, Herstellung und Gestaltung sowie die Wirkungen von Medien in Lehr- und Lernprozessen. Das Ziel der Mediendidaktik ist die Optimierung von Lernprozessen mithilfe von Medien" (DeWitt & Czerwionka 2007, S.32).

Eine „weite" Definition von Mediendidaktik wird von Kron & Sofos (2003) vorgenommen: Sie geben an, dass das Gegenstandsfeld der Mediendidaktik die Lebenswelt ist, insofern dort Lehr- und Lernprozesse ablaufen. Als Teilbereich dieser Lebenswelt wird das organisierte Lehren und Lernen im Unterricht betrachtet. Als Ausgangspunkt didaktischer Arbeit mit neuen Medien werden die Inhalte, die in Lehrplänen formuliert sind oder die in der Alltagswelt aktuell sind festgehalten. Dabei sind die Personen und ihre individuellen, sozialen und entwicklungsgemäßen Bedingungen gleichermaßen hinzuzuziehen wie die sich daraus ergebenden medien-anthropologischen und -ethischen Fragestellungen (Süss et al., 2018). Es lässt sich also zusammenfassend sagen, dass die Mediendidaktik sich mit den Möglichkeiten der Medien im Kontext von Lernen und Lehren (formal und informell) befasst, unter der Berücksichtigung der Voraussetzungen der Lernenden und den vorliegenden Rahmenbedingungen.

### 1.1.1 Einsatz von digitalen Medien in Lehr- & Lernkontexten

Die Mediendidaktik, als Teilbereich der Medienpädagogik, befasst sich, wie bereit erläutert, mit dem Einsatz von Medien in Lehrprozessen. Innerhalb dieser Arbeit liegt der Fokus auf dem Einsatz digitaler Medien innerhalb des Online-Klassenzimmers und der Verwendung „klassischer" Medien in traditionellen Lehr-Lern-Konzepten wird keine Aufmerksamkeit geschenkt (Süss et al., 2018). Digitale Medien bieten viele Möglichkeiten. Sie ermöglichen und fördern ein flexibles, selbstgesteuertes, orts- und zeitunabhängiges, multicodales, multimodales, multimediales, personalisiertes, authentisches, immersives, adaptives, interaktives, hochaktuelles Lernen (Ortmann-Welp, 2020). Außerdem bieten sie vielfältige Potenziale für das Feedback, für die Arbeit und für die aktive Bearbeitung von zahlreichen

Lernobjekten sowie für die Kommunikation und Kollaboration (Ortmann-Welp, 2020). Die Verwendung von digitalen Medien in Lehr- und Lernszenarien wird in vielerlei Hinsicht Synonym für E-Learning verwendet. Aus diesem Grund soll zunächst der Begriff E-Learning definiert und im weiteren Verlauf dieser Arbeit als Synonym für die Verwendung digitaler Medien verwendet werden.

## 1.2 Definition E-Learning

Medien kommen in den verschiedensten Lernszenarien vor. Eine besondere Form der Mediennutzung ist das E-Learning bei dem die Lernenden ausschließlich digital am Unterrichtsgeschehen teilnehmen. Das Lehren sowie das Lernen mit Hilfe digitaler Medien ist somit eng mit dem Begriff E-Learning verbunden (Süss et al., 2018). In Berufs- und Hochschulen werden Präsenzveranstaltungen in der Regel zwar nicht vollständig virtualisiert, sondern durch einen virtuellen Lernraum, Lernmedien oder Kommunikationsformen ergänzt., jedoch gewinnen die komplett virtuellen Szenarien, nicht nur durch globale Krisen, an Bedeutung (Arnold, P., Kilian, L., Thillosen, A. & Zimmer, G. M., 2018). Aus diesem Grund liegt der Fokus dieser Arbeit auf dem E-Learning. Hybride Lehr-Lern-Szenarien wie das „Blended Learning" werden außenvorgelassen.

Der Begriff E-Learning beschreibt ein organisatorisch und gegenständlich vielseitiges Arrangement von elektronischen bzw. digitalen Medien sowie virtuellen Lernräumen zum Lernen und Verknüpfungen von Wissen. Die Verwendung dieser Arrangements kann individuell oder gemeinschaftlich, sowie zu selbstbestimmten Zeiten jederzeit genutzt werden (Arnold et al., 2018). E-Learning ermöglich selbstgesteuertes, individuelles, kooperatives und/oder partizipatives Lernen mit Hilfe elektronisch arrangierter, digitaler Lernmedien, die den Lernenden die Lerninhalte multidimensional präsentieren und ihnen ermöglichen diese interaktiv zu bearbeiten (Arnold et al., 2018). Diese Form des asynchronen (nicht zeitgleich stattfindendes) oder synchronen Lernens liegt dem E-Teaching zugrunde, bei dem der Lernende im Fokus steht und die bestimmten Kenntnisse, Fähigkeiten, Fertigkeiten und Interessen ausschließlich elektronisch vermittelt werden sollen (Arnold et al., 2018). Hierfür werden programmierte Lehr- und Lernhandlungen von den Lernenden mehr oder weniger selbstgesteuert nachvollzogen. Im Folgenden soll E-Learning synonym für E-Teaching verwendet werden, da beiden das Arrangement digitaler Lernmedien und virtueller Lernräume zugrunde liegt.

Digitale Bildungsmedien, die innerhalb des E-Learning Verwendung finden, verändern das Lernen und Lehren und betreffen sowohl Kurskonzepte, als auch Lehr- und Lernformen sowie Lehr- und Lernszenarien hinsichtlich ihrer Struktur, der Aufbereitung der Lernmaterialien, dem zeitlichen und organisatorischen Ablauf, der Bedeutung der Aufgabenstellung sowie der Kommunikation und Betreuung der Lernenden (Arnold et al., 2018). Ein effizientes, kompetenzentwickeltes Bildungsangebot in Form des E-Learning erfordert lerntheoretische

Grundlagen und didaktische Überlegungen, die im Folgenden vorgestellt werden sollen (Arnold et al., 2018).

## 1.2.1 Das virtuelle Seminar

Süss et al. beschreiben in ihrer Literatur „Vier Formen der Integration von E-Learning und Präsenzseminar" von dem für diese Arbeit lediglich eine Form relevant ist: das virtuelle Seminar (2018). Dieses Seminar findet nach einer Einführung in die Software ausschließlich online statt. Es werden also keine Präsenzphasen wie im Blended Learning eingearbeitet. In einem virtuellen Klassenraum werden digitale Materialien bereitgestellt und die Lernenden stellen ihre Recherchen und Produkte in den virtuellen Klassenraum ein. Es handelt sich hierbei also um eine asynchrone Bearbeitung von Lehrmaterialien. Diese asynchrone Bearbeitung wird durch regelmäßige online stattfindende synchrone Sitzungen innerhalb von Arbeitsgruppen unterstützt und durch den Lehrenden moderiert. Der Lehrende leitet weiterhin die synchron und online stattfindenden Plenumssitzungen (Süss et al., 2018). Neben einer Einteilung in den Lernort, lässt sich E-Learning zusätzlich im Hinblick auf ihre Funktion unterscheiden. So teilen Süss et al. (2018) sowie Arnold et al. (2018) das E-Learning in 3 Kategorien (Tabelle 1):

Tabelle 1 Kategorien des E-Learning (Arnold et al., 2018; Süss et al., 2018)

| | Verständnis von E-Learning | Anforderung an den Lernenden | Aufgaben des Mediengestalters | Rolle des Lehrenden |
|---|---|---|---|---|
| Distribution von Informationen | Selbst gesteuerte Informations-rezeption und –verarbeitung | Selbststeuerungs-fähigkeit; Medienkompetenz; ausreichendes Vorwissen; *insg. hohe Anforderungen* | Lernfreundliche Informations-gestaltung | Keine Personen in der Rolle des Lehrenden erforderlich |
| Interaktion zw. Nutzer + System | Angeleitete Informations-erarbeitung; Selbst organisiertes Üben | Motivation, Fähigkeit zur Selbstorganisation; *insg. eher niedrigere Anforderungen* | Lernfreundliche Info.-gestaltung + Gestaltung von Instruktionen, Übungen, Aufgaben, Feedback + Antworten | Lehrender als Lernberater oder Tele-Tutor möglich |
| Kollaboration zw. Lernenden | Eigenständige Wissenskonstruktion; Soziales Problemlösen | Selbststeuerungs-fähigkeit; Medienerfahrung; soziale Fähigkeiten; *insg. sehr hohe Anforderungen* | Lernfreundliche Info.-gestaltung + Gestaltung von Instruktionen, Aufgaben sowie inhaltlichen + sozialen Kontexten | Lehrender als Initiator und Moderator + Coach |

# 2. Kompetenzen

## 2.1 Definition Kompetenz

Einen einheitlichen Kompetenzbegriff zu finden, fällt schwer, da es für Kompetenzen viele verschiedene Definitionen gibt und laut Erpenbeck et al. kann und wird es keine endgültige Kompetenzdefinition geben (Erpenbeck, J., von Rosenstiel, L., Grote, S., Sauter, W., 2017). Was die meisten Definitionsversuche gemein haben ist ihr formuliertes Ziel von Kompetenzen: eine Problemlösung durch die Verbindung von Wissen, Können und Motivation zu gewährleisten (Erpenbeck & Sauter, 2015).

Ein Definitions-Versuch von Weinert beschreibt Kompetenzen als: „die bei Individuen verfügbaren oder durch sie erlernbaren kognitiven Fähigkeiten und Fertigkeiten, um bestimmte Probleme zu lösen, sowie die damit verbundenen motivationalen, volitionalen und sozialen Bereitschaften und Fähigkeiten, um die Problemlösungen in variablen Situationen erfolgreich und verantwortungsvoll nutzen zu können" (2001). Die Definition von Kompetenzen nach Erpenbeck & von Rosenstiel hat sich in der deutschsprachigen betrieblichen Bildungspraxis weitgehend durchgesetzt und definiert Kompetenzen als die Fähigkeiten in offenen, unüberschaubaren, komplexen, dynamischen und zuweilen chaotischen Situationen kreativ und selbstorganisiert zu handeln (Erpenbeck & Sauter, 2015).

Kompetenzen können somit, abhängig von der Definition, als die Fähigkeit beschrieben werden, zu handeln, ohne bekannte Lösungswege abzuarbeiten und das Resultat bereits im Vorhinein zu kennen (Erpenbeck & Sauter, 2015). Sie ermöglichen es dem Kompetenten auch dann zu handeln, wenn nur unvollkommenes oder gar kein Wissen über die jeweilige aktuelle Herausforderung vorhanden ist (Erpenbeck & Sauter, 2015). Kompetenz entspringt somit aus der jeweiligen Situation, einer Analyse dieser und einer

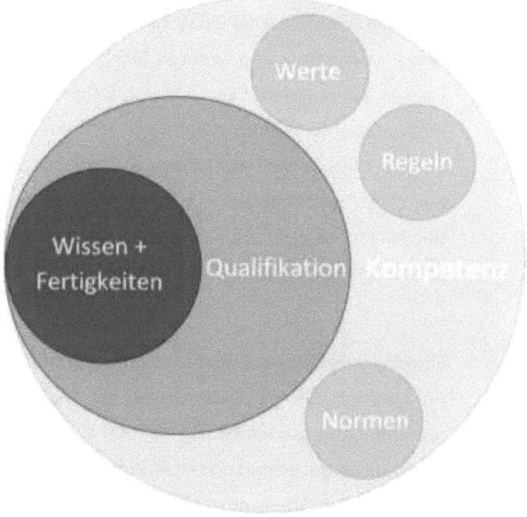

Abbildung 1 Vom Wissensaufbau zur Kompetenz (in Anlehnung an Erpenbeck & Sauter 2015)

Anwendung der darin geforderten Tätigkeiten. Aus diesem Grund ist Kompetenz situationsabhängig und empirisch (Frank, 2012). Der richtige Einsatz geforderter und adäquater Tätigkeiten innerhalb einer Situation beruht wiederum auf Wissensbeständen, Fähigkeiten und Fertigkeiten der Lernenden (Frank, 2012) sowie das Zugreifen auf

8

verinnerlichte Regeln, Werte und Normen, die uns bei der sozialen Selbstorganisation ordnen sowie unterstützen und damit unser soziales Handeln regulieren (Erpenbeck & Sauter, 2015). Kompetenzen werden also vor allem in Handlungen deutlich (Erpenbeck & Sauter, 2015), da sie „Antworten" der Personen auf Anforderungen darstellen, die in bestimmten Situationen an sie gestellt werden und damit auf die Umwelt gerichtet sind (Frank, 2012).

Die Bestandteile von Kompetenzen werden in Abbildung 1 deutlich. Der Kompetenz liegen Fertigkeiten, Wissen sowie Qualifikationen zugrunde. Diese werden erst durch Normen, Werte und Regeln und dem dadurch verbundenen richtigen Einsatz der Qualifikationen im richtigen Moment zu Kompetenzen (Erpenbeck & Sauter, 2015). Um Kompetenzen und die dafür benötigten Grundlagen nachvollziehen zu können, sollen im Folgenden kurz die einzelnen Komponenten von Kompetenz erläutert werden.

### 2.1.1 Fertigkeiten & Wissen

Fertigkeiten, als eine der Grundlagen für Qualifikation, sind die bei der Ausführung bestimmter Tätigkeiten erworbene Geschicklichkeit, Routine und Technik (Dudenredaktion, o.J.). Wissen, als zweite Grundlage hingegen, ist eine Kombination von Daten und Informationen, unter Einbeziehung von Expertenmeinungen, Fähigkeiten und Erfahrungen, die zu einer verbesserten Entscheidungsfindung führt (Erpenbeck & Sauter, 2015). Um darzustellen inwieweit Wissen bei der Qualifizierung eine Rolle spielt, muss weiterhin in „Wissen im engeren Sinne" und „Wissen im weiteren Sinne" unterschieden werden (Erpenbeck & Sauter, 2015). Wissen im engeren Sinn umfasst Informations-, Fach- und Sachwissen („wissen was", motivatorisches Wissen in Form von Normen und Werten (wissen waru"), sowie prozeduales Wissen (wissen wie) (Erpenbeck & Sauter, 2015). Wissen im weiteren Sinn entsteht, wenn Menschen Informationen wahrnehmen, bewerten und mit subjektiven Erfahrungen in Beziehung setzen. Sie umfassen damit Regeln, Werte, Normen, Kompetenzen und Erfahrungen sowie Emotionen und Motivationen der Lernenden (Erpenbeck & Sauter, 2015).

### 2.1.2 Qualifizierung

Qualifikationen bezeichnen klar zu umreißende Komplexe von Wissen im engeren Sinne sowie Fertigkeiten, über die Personen bei der Ausübung beruflicher Tätigkeiten verfügen müssen, um anforderungsorientiert handeln zu können (Erpenbeck & Sauter, 2015). Qualifikationen sind handlungszentriert und i.d.R. eindeutig zu fassen, sodass sie in Zertifizierungsprozeduren außerhalb der Arbeitsprozesse überprüft werden können (Erpenbeck & Sauter, 2015). Es ist nicht möglich, mit komplexen Fallstudien oder Planspielen Kompetenzen aufzubauen, da in diesen Lernszenarien keine realen Herausforderungen zu bewältigen sind (Erpenbeck & Sauter, 2015). So können z.B. Strategien und Fertigkeiten gelernt werden, aber die Kompetenz zur Führung von schwierigen Gesprächen wird sich erst dann entwickeln, wenn die Erfahrungen aus vielen realen, emotional beladenen Gesprächen verinnerlicht werden (Erpenbeck & Sauter, 2015). Kompetenzen setzen ein hohes Maß an Qualifizierung voraus

(Erpenbeck & Sauter, 2015). Menschen mit hoher Kompetenz sind stets auch qualifiziert, wogegen Hochqualifizierte nicht zwangsläufig auch kompetent sind (Erpenbeck & Sauter, 2015). Zusammenfassend lässt sich sagen: Kompetenzen enthalten Qualifikationen, Wissen und Fertigkeiten, lassen sich aber nicht darauf reduzieren. Fertigkeiten, Wissen und Qualifikationen sind somit unverzichtbare Bestandteile von Kompetenzen (Erpenbeck et al., 2017).

## 2.1.3 Werte

Laut Erpenbeck und Sauter bilden Werte einen wichtigen Bestandteil der Kompetenzen, da sie es uns ermöglichen, durch das Ersetzen von fehlendem Wissen in unsicheren Situationen zu handeln, da sie die Lücke zwischen Wissen und Handeln schließt (Erpenbeck & Sauter, 2015). Ohne Werte wäre der Mensch nur ein wissensgesteuerter Automat (Erpenbeck & Sauter, 2015). Werte durchdringen unser Denken sowie Handeln und es bedarf großer Anstrengung sie für bestimmte analytische und algorithmische Entscheidungsprozesse auszuschließen (Erpenbeck & Sauter, 2015). Sie sind oft in Leitlinien, Visionen oder Grundsätzen angesiedelt (Erpenbeck & Sauter, 2015) und sind geistig-symbolische Resultate von Wertungsprozessen (Erpenbeck & Sauter, 2015). Ihre Funktion liegt in der Ermöglichung von Handeln in einer unüberschaubaren, hochkomplexen, selbstorganisierten Welt (Erpenbeck & Sauter, 2015). Sie überbrücken oder ersetzen fehlende Kenntnisse, schließen die Lücke zwischen Kenntnissen und dem Handeln (Erpenbeck & Sauter, 2015). Für die Wertaneignung ist es wichtig, dass sich Werte laut Erpenbeck und Sauter, genauso wie Erfahrungen, nur selbsthandelnd und selbstorganisiert aneignen lassen. Dieser Aneignungsprozess wird auch Interiorisation (Internalisation) genannt (Erpenbeck & Sauter, 2015). Um also Werte im Sinne der Kompetenzentwicklung zu vermitteln bzw. selbstorganisiert aneignen zu können muss vorausgesetzt sein, dass echte Entscheidungs- bzw. Konfliktsituationen bestehen, die mithilfe von bisherigem Wissen und Werten bewältigt werden (Erpenbeck & Sauter, 2015). Nur so können neue Werte und damit Kompetenzen entwickelt werden (Erpenbeck & Sauter, 2015). Von Bedeutung ist hierbei vor allem, dass diese Situationen echte tiefgehende emotional-motivationale Labilisierungen hervorrufen (Erpenbeck & Sauter, 2015). Eine solche gelöste Situation führt im besten Fall zu einer Speicherung des Handlungserfolgs (Erpenbeck & Sauter, 2015), sofern die zum Erfolg führenden Werte in weiteren Prozessen sozial bekräftigt werden. Zuletzt ist es von Vorteil, wenn das Verfahren, welches zum Erfolg geführt hat, generalisierbar und auf andere Situationen und Labilisierungen anwendbar ist, sodass es in unterschiedlichen Zusammenhängen einsetzbar ist (Erpenbeck & Sauter, 2015).

Wie in Abbildung 1 zu sehen, bilden das Wissen und die erlernbaren Fertigkeiten eine Grundlage für Qualifikationen. Wissen, Fertigkeiten und Qualifikationen sind keine Kompetenzen, sie bilden allerdings die notwenigen Voraussetzungen für den

Kompetenzaufbau (Erpenbeck & Sauter, 2015). Die Anwendung der Qualifikationen (und somit Wissen und Fertigkeiten) in komplexen und nicht planbaren Situationen unter Einbezug der eigenen Werte, Normen und auferlegten Regeln bilden somit Kompetenz. Wie diese Kompetenz entwickelt wird, wird im folgenden Kapitel beschrieben.

## 2.2 Kompetenzentwicklung

Die für die Kompetenzen erforderlichen Handlungen erfordern stets den „Antriebsmotor" von Emotionen und Motivationen (Erpenbeck & Sauter, 2015). Es gibt also keine Kompetenzen ohne Emotionen. Das wiederum bedeutet, das Kompetenzen nur selbstständig in neuartigen, offenen und realen Problemsituationen kreativ handelnd erworben werden können. Es ist somit unumstritten, dass die zentralen Orte der Kompetenzentwicklung heute die Arbeitsprozesse selbst (aber auch eine Reihe von Tätigkeitsfeldern im sozialen Umfeld, in z.B. Familie, Verein, Ehrenamt) sind (Erpenbeck & Sauter, 2015).

Kompetentes Handeln basiert auf langfristigen Lernprozessen, die durch regelmäßige Rückbesinnung auf die eigenen Lernerfahrungen geprägt sind (Erpenbeck & Sauter, 2015). Die im Lernprozess definierten Lernziele müssen hierbei konsequent auf die jeweiligen Lerner fokussiert sein und dessen derzeitige Kompetenzen berücksichtigen (Erpenbeck & Sauter, 2015). Die Definition der Kompetenz-Lernziele liegt dabei in der Verantwortung der Lernenden und erfolgt innerhalb ihres individuell definierten Kompetenzprofils (Erpenbeck & Sauter, 2015). Die Kompetenz-Lernziele sind auf eine selbstorganisierte Lösung von Praxisproblemen ausgelegt und damit handlungsorientiert. Sie bilden die Voraussetzung, um Wissens- und Qualifikationsziele abzuleiten (Erpenbeck & Sauter, 2015). Die Lösung von Praxisproblemen in realen Situationen durch situativ angewendete Qualifikationen und die damit verbundene Verinnerlichung von Werten sind der Schlüsselprozess jedes Kompetenzlernens (Erpenbeck & Sauter, 2015). Da Werte nicht gelehrt, sondern nur selbstständig angeeignet werden können, sind reale Herausforderungen und Netzwerke in Form von Kleingruppen erforderlich, da die Lernenden eine Rückmeldung hinsichtlich ihrer Entscheidung benötigen (Erpenbeck & Sauter, 2015). Um eine Kompetenzentwicklung zu ermöglichen sind vier Stufen der Kompetenzentwicklung notwendig (Erpenbeck & Sauter, 2015):

1. der Wissensaufbau
2. die Qualifikation
3.. der Wissenstransfer in die Praxis
4. die Kompetenzentwicklung

### 2.2.1 Phase1: Wissensaufbau

Die erste Phase der Kompetenzentwicklung, der Wissensaufbau, ist geprägt durch den Aufbau formellen Wissens mit Hilfe von Unterrichten und Lernmaterialien . Die Lernenden eignen sich das für die Problemlösung notwendige Wissen an (Erpenbeck & Sauter, 2015).

### 2.2.2 Phase 2: Qualifikation

Die Phase der Qualifikation umfasst die selbstorganisierte Sicherung des aufgebauten Wissens durch Übungen, Fallstudien, Plan- oder Rollenspiele (Erpenbeck & Sauter, 2015). Da diese Sicherung unter Laborbedingungen stattfindet, sind diese nicht mit Kompetenzen gleichzusetzen, die mit Entscheidungsprozessen in der Realität erlangt werden (Erpenbeck & Sauter, 2015). Die Entscheidungsprozesse in dieser Phase erfordern nur den Bruchteil der Zeit, die in der Praxis hierfür benötigt werden würde, wodurch die Lernenden in dieser Phase höchstens für die Problemlösung sensibilisiert werden und Methoden und Vorgehensweisen verinnerlichen können. Grund hierfür ist, dass nur begrenzt emotionale Dissonanzen erzeugt und damit neue Werte verinnerlicht werden können (Erpenbeck & Sauter, 2015).

### 2.2.3 Phase 3: Wissenstransfer in die Praxis

In dieser Phase wird das erworbene Wissen im eigenen Arbeitsumfeld angewendet. Hierfür nutzen die Lernenden Transferaufgaben oder verarbeiten Ergebnisse in der Lerngemeinschaft (Erpenbeck & Sauter, 2015). Die Lernenden entwickeln erste Entscheidungen in realen Transferaufgaben sowie in kleineren Praxisprojekten, wodurch sie einen ersten Schritt zur eigentlichen Kompetenzentwicklung tätigen (Erpenbeck & Sauter, 2015).

### 2.2.4 Phase 4: Kompetenzentwicklung

Die eigentliche Kompetenzentwicklung findet im Prozess der Arbeit oder in größeren Projekten statt. In der Bearbeitung realer Herausforderungen sowie der gemeinsamen Weiterentwicklung des Erfahrungswissens der Lerngemeinschaft können Kompetenzen gebildet werden (Erpenbeck & Sauter, 2015). Kern der Kompetenzentwicklung ist der Aufbau von Werten. Werte entstehen in Wertungsprozessen. Sie werden in realen Entscheidungssituationen zu eigenen Emotionen und Motivationen internalisiert (Erpenbeck & Sauter, 2015). Kompetenzentwicklung erfordert somit echte Herausforderungen, die den Lernenden nicht nur wissensbezogen, sondern auch emotional fördern. Hierfür benötigt es selbstorganisierte Lernprozesse, die durch die Einbindung in ein entsprechendes Lernsystem mit einem Netzwerk aus Lernpartnern und -begleitern geprägt sind (Erpenbeck & Sauter, 2015).

### 2.3 Kompetenz in der generalistischen Pflegeausbildung

Das Pflegeberufegesetz (PflGB) welches die Ausbildung zur Pflegefachfrau bzw. zum Pflegefachmann reguliert, trat ab dem 01. Januar 2020 in Kraft. Durch dieses Gesetz wird die Ausbildung der Berufsgruppen der Gesundheits- und Krankenpfleger, der Gesundheits- und

Kinderkrankenpfleger sowie der Altenpflege zusammengelegt und unter dem Titel des Pflegefachmanns bzw. der Pflegefachfrau vereint. Als Ziel der Ausbildung wurden Kompetenzen formuliert, die jeder Auszubildende am Ende seiner Ausbildung erlangt haben soll. Im Pflegeberufegesetz werden die geforderten Kompetenzen in §5 „Ausbildungsziel" zunächst erwähnt. Hier heißt es: „Die Ausbildung zur Pflegefachfrau oder zum Pflegefachmann vermittelt die für die selbstständige, umfassende und prozessorientierte Pflege von Menschen aller Altersstufen in akut und dauerhaft stationären sowie ambulanten Pflegesituationen erforderlichen fachlichen und personalen Kompetenzen einschließlich der zugrunde liegenden methodischen, sozialen, interkulturellen und kommunikativen Kompetenzen und der zugrunde liegenden Lernkompetenzen sowie der Fähigkeit zum Wissenstransfer und zur Selbstreflexion. Lebenslanges Lernen wird dabei als ein Prozess der eigenen beruflichen Biografie verstanden und die fortlaufende persönliche und fachliche Weiterentwicklung als notwendig anerkannt." (PflGB, 2019). Es wird somit deutlich, dass der überwiegende Teil der zuvor genannten Kompetenzarten auch im Pflegeberufegesetz wiederzufinden ist. Sowohl die Fach- und Methodenkompetenz, die personale Kompetenz sowie die sozial-kommunikative Kompetenzart sind hier explizit benannt. Lediglich die Aktivitäts- und Handlungskompetenz werden nicht explizit aufgelistet. Diese wird in §14 „Ausbildung im Rahmen von Modulvorhaben" indirekt benannt. Hier wird beschrieben, dass auch über die in §5 beschriebenen erweiterte Kompetenzen zur Ausübung heilkundlicher Tätigkeiten vermittelt werden können, sofern das Ausbildungsziel dadurch nicht gefährdet wird (PflGB, 2019). Neben den bekannten Kompetenzarten werden zusätzlich noch interkulturelle Kompetenzen durch das Pflegeberufegesetz gefordert (PflGB, 2019, §5). In den Anlagen 1-5 der Ausbildungs- und Prüfungsverordnung werden die Kompetenzarten in fünf Kompetenzbereiche für die Ausbildung zum Pflegefachmann und Pflegefachfrau definiert (PflAPrV, Anlage 2):

I.    Pflegeprozesse und Pflegediagnostik in akuten und dauerhaften Pflegesituationen verantwortlich planen, organisieren, gestalten, durchführen, steuern und evaluieren.

II.   Kommunikation und Beratung personen- und situationsbezogen gestalten.

III.  Intra- und interprofessionelles Handeln in unterschiedlichen systemischen Kontexten verantwortlich gestalten und mitgestalten.

IV.   Das eigene Handeln auf der Grundlage von Gesetzen, Verordnungen und ethischen Leitlinien reflektieren und begründen.

V.    Das eigene Handeln auf der Grundlage von wissenschaftlichen Erkenntnissen und berufsethischen Werthaltungen und Einstellungen reflektieren und begründen.

Diese fünf Kompetenzbereiche geben vor, welche Kompetenzen für die Zwischenprüfung, die staatliche Prüfung nach „§9 zur Pflegefachfrau oder zum Pflegefachmann sowie die hochschulische Pflegeausbildung nach §32 erforderlich sind. Anlage 1 reguliert hierbei die Kompetenzen, die für die Zwischenprüfung zu erwerben sind. Anlage 2-5 regulieren die Kompetenzen zum Erwerb der Berufsbezeichnung bzw. der hochschulischen Pflegeausbildung. Die Kompetenzbereiche veranschaulichen das Wissen, die Fertigkeiten und die damit einhergehenden Kompetenzen, die durch die Ausbildung erlangt werden. So sollen die Pflegefachfrauen und -männer in der Lage sein die Pflegeprozesse selbstständig planen, organisieren, gestalten, durchführen, steuern und evaluieren zu können oder ihr Handeln auf Grundlage von wissenschaftlichen Erkenntnissen reflektieren und begründen zu können. Diese und alle weiteren geforderten Kompetenzen liegt ein Erwerb von Wissen und Fertigkeiten zugrunde, aus dem sich die erforderlichen Kompetenzen, in der jeweils erforderlichen Situation, ergeben.

# 3. Kompetenzorientierte Gestaltung von Unterricht

## 3.1 Kompetenzorientierter Unterricht

Nachdem nun die Begriffe Kompetenz und E-Learning definiert wurden, wird im Folgenden der kompetenzorientierte Unterricht und dessen Konstruktion vorgestellt. Im Rahmen der neuen generalistischen Pflegeausbildung soll die Ausbildung hinsichtlich ihrer Ziele kompetenzorientiert sein. Dies erfordert folglich, dass auch der Unterricht innerhalb der Ausbildung auf Kompetenzen und deren Erwerb abzielt. Im Folgenden wird dargestellt, was unter kompetenzorientierten Unterricht verstanden wird:

Schott & Ghanbari definieren kompetenzorientierten Unterricht in erster Linie damit, dass dieser Output-orientiert sein soll. Das bedeutet, dass durch die im Unterricht behandelten Lernaufgaben (sog. Aneignungsaufgaben) die Ziele (sog. präskriptive Kompetenzen) zu erreichen sind (Schott & Ghanbari, 2012). Um zu überprüfen, ob die Ziele erreicht wurden, werden Lernerfolgskontrollen an den Unterricht angegliedert (Schott & Ghanbari, 2012). Output- und damit kompetenzorientierter Unterricht hat eine grundlegende Eigenschaft, die „parallele Zielvalidität". Validität bedeutet in der Forschung, dass durch eine Messmethode auch das gemessen wird, was gemessen werden soll. Der

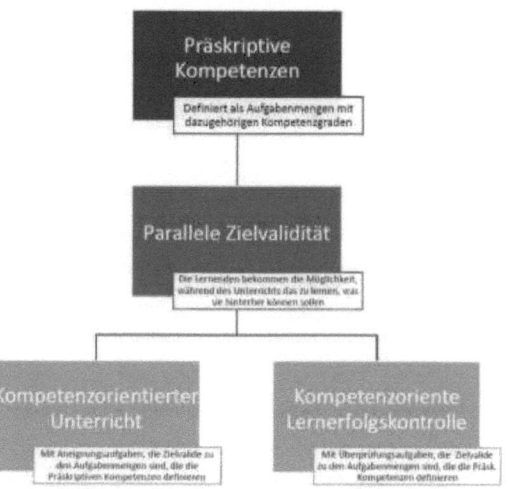

Abbildung 2 Kompetenzorientierte Unterrichtsgestaltung (in Anlehnung an Schott & Ghanbari, 2012)

Begriff Zielvalidität lässt sich hiervon ableiten und behandelt die Frage: „Wird durch den Unterricht das erreicht, was als Ziel formuliert wurde?" (Schott & Ghanbari, 2012, S.151).

Den Zusatz „parallel" erhält die Zielvalidität dadurch, dass Sie zwei Fragen gleichermaßen versucht zu beantworten: Neben der Überlegung, ob der Unterricht in der Lage ist die definierten Ziele zu erreichen wird ebenfalls untersucht, ob die dazugehörige Lernerfolgskontrolle das Erreichen der definierten Ziele überprüfen kann (Schott & Ghanbari, 2012). Die geforderte „parallele Zielvalidität" ist somit gegeben, sobald beide Aspekte innerhalb des Unterrichtes erreicht werden. Wie diese parallele Zielvalidität erreicht werden kann wird ebenfalls von den Autoren beschrieben. Hierbei geben die Autoren an, es gäbe zwei Möglichkeiten:

Die erste Möglichkeit lautet, dass das im Unterricht Behandelte und das, was in der Lernerfolgskontrolle geprüft werden soll völlig mit den Unterrichtszielen übereinstimmt (Schott & Ghanbari, 2012). Hierbei ist der Gegenstand der Unterrichtsziele identisch mit dem des Unterrichts sowie der Lernerfolgskontrolle. Dies kann z.B. bei Faktenwissen der Fall sein. Laut Schott & Ghanbari kann diese erste Variante dazu führen, dass eine parallele Zielvalidität gegeben ist, allerdings wird auch deutlich, dass diese Option zu keiner Kompetenzentwicklung führen kann, da es an Variation von Aufgaben fehlt und somit innerhalb der Lernerfolgskontrolle keine neue Situation vorliegt, wodurch es zu keiner problemlösenden- sondern zu einer routinebearbeitenden Aufgabe kommt, bei der keine Kompetenzen entwickelt und überprüft werden können (Schott & Ghanbari, 2012). Es wird also deutlich, dass parallele Zielvalidität zu einer outputorientierten Unterrichtsgestaltung führen kann, diese aber nicht zwangsweise eine Kausalität zum Kompetenzerwerb darstellt. Die zweite Möglichkeit um parallele Zielvalidität zu erreichen ist, dass das im Unterricht Behandelte sowie das in der Lernerfolgskontrolle Geprüfte nicht völlig mit den Unterrichtszielen übereinstimmen, hier ist ein Transfer erforderlich (Schott & Ghanbari, 2012). Diese Möglichkeit der Unterrichtsgestaltung, in der Ziel, Aufgabe und Kontrolle von Lehrinhalten untereinander variieren, hat zum Ziel, dass die Lernenden Probleme lösen, indem sie verschiedene Aufgabenvarianten lösen, die nicht im Unterricht vorgekommen sind. Hierfür ist es nötig, dass die Lernenden die im Unterricht kennengelernten und in den Aufgaben vertieften Fähigkeiten (und/oder Wissen) auf neue Situationen übertragen. Diese Übertragung der problemlösenden Fähigkeiten einer bestimmten Aufgabe auf neue, andere Aufgabenvarianten und/oder neue Situationen wird als Transfer bezeichnet und ist die Grundlage für Kompetenzerwerb (Schott & Ghanbari, 2012). Aus diesem Grund raten die Autoren, dass man vermerkt Aufmerksamkeit auf die Beziehung zwischen Lernaufgaben, Überprüfungsaufgaben und Unterrichtszielen lenkt, um kompetenzorientierten Unterricht zu fördern. Hinsichtlich der zu wählenden Unterrichtsmethode äußern sich Schott & Ghanbari so, dass diesbezüglich kein einfaches Rezept besteht. Hier muss hinsichtlich der erforderten Ziele entschieden werden (Schott & Ghanbari, 2012).

Daraus lässt sich schlussfolgern, dass die kompetenzorientierte Unterrichtsgestaltung grundlegend aus vier Bausteinen besteht die in der Abbildung 2 dargestellt werden (Schott & Ghanbari, 2012). Zunächst liegen dem Unterricht präskriptive, also festgelegte, Kompetenzen zugrunde. Diese sind als Aufgabenmengen mit den dazugehörigen Kompetenzgraden definiert. Dies ist somit das Ziel, welches durch den Unterricht erreicht werden soll. Um dieses Ziel zu erreichen ist der zweite Baustein von fundamentaler Bedeutung, die parallele Zielvalidität. Also die Tatsache, dass die Lernenden genau das im Unterricht lernen, was sie hinterher können sollen. Aus dieser Validität ergeben sich die zwei letzten Bausteine. Zum einen der eigentliche kompetenzorientierte Unterricht, zum anderen die kompetenzorientierte Lernerfolgskontrolle. Ersteres besteht, sofern Aneignungsaufgaben integriert sind, die Zielvalide sind und die das Erreichen der präskriptiven Kompetenzen zum Ziel haben. Eine kompetenzorientierte Lernerfolgskontrolle hingegen überprüft Aufgabenmengen, die ebenfalls zielvalide sind und durch die präskriptiven Kompetenzen definiert sind (Schott & Ghanbari, 2012).

Die auf diesen Grundlagen aufbauende Wahl der Unterrichtsmethode soll gewährleisten, dass die Lernenden die Möglichkeit haben, die Variationen einer zugrundeliegenden Aufgabenstruktur selbstständig ausreichend zu erproben, um eine Grundlage für Kompetenzen, also die selbstständige Entscheidung in einer realen Situation, zu gewährleisten.

### 3.1.1 Die drei Phasen der kompetenzorientierten Unterrichtsgestaltung

Laut Schott & Ghanbari, ist ein Gütekriterium kompetenzorientierten Unterrichts die Maßnahmengüte (2012). Diese bewertet eine Maßnahme, bezüglich ihrer Güte, hinsichtlich zwei Aspekten. Zum einen hinsichtlich der „Relevanz des Ziels der Maßnahme", also ob das angestrebte Ziel erstrebenswert und zu rechtfertigen ist (Schott & Ghanbari, 2012), zum anderen bezüglich der „Effizienz der Maßnahme". Die Effizienz ist laut Schott & Ghanbari abhängig von der Effektivität und den Ressourcen. Ist ein Ziel (Output) einer Maßnahme gut zu erreichen, so ist die Maßnahme effektiv. Bezüglich der Ressourcen weist eine Maßnahme dann Maßnahmengüte auf, wenn das Ziel mit einem guten Kosten-Nutzen-Verhältnis und ohne schädliche Nebenwirkungen realisiert wird (Schott & Ghanbari, 2012). Um dieses Gütekriterium von kompetenzorientiertem Unterricht zu erreichen, weisen die Autoren auf die „Drei Phasen der kompetenzorientierten Unterrichtsgestaltung" (Schott & Ghanbari, 2012, S.123) hin. Die Phasen werden unterschieden in:

*1. Phase: Zielbestimmung*

*2. Phase: Analyse der Gestaltungsmöglichkeiten*

*3. Phase: Konstruktion einer Gestaltungslösung*

## 1. Phase: Zielbestimmung

Der erste Schritt der Unterrichtsgestaltung, die Zielbestimmung, ist gekennzeichnet durch die Bedarfsanalyse (Schott & Ghanbari, 2012). Diese dient dazu zu überprüfen, ob ein vorliegendes Problem dann gelöst ist, sobald die definierten Ziele analysiert und erreicht wurden. Aus diesem Grund sind die Ziele z.B. in Lehrplänen verankert (Schott & Ghanbari, 2012). Um zu gewährleisten, dass die Lernenden das Lernen, was Sie im Anschluss können sollen, ist es nötig, die z.B. im Curriculum geforderten Lernziele zu präzisieren (Schott & Ghanbari, 2012). Bei der Kompetenzgewinnung kann so z.B. in kleinere Teilkompetenzen unterschieden werden, die durch die Unterrichtsgestaltung erreicht werden sollen. Diese Teilkompetenzen dienen anschließend als Grundlage im größeren Kontext, dem Kompetenzerwerb. Um die geforderten Kompetenzen zu erreichen ist es notwendig, die Lernziele nicht isoliert voneinander zu betrachten, sondern sie in einen oder mehrere Fachzusammenhänge einzubetten (Schott & Ghanbari, 2012). Um effizienten Unterricht zu planen, raten Schott & Ghanbari dazu, bereits bei der Zielbestimmung zu überlegen, welchen

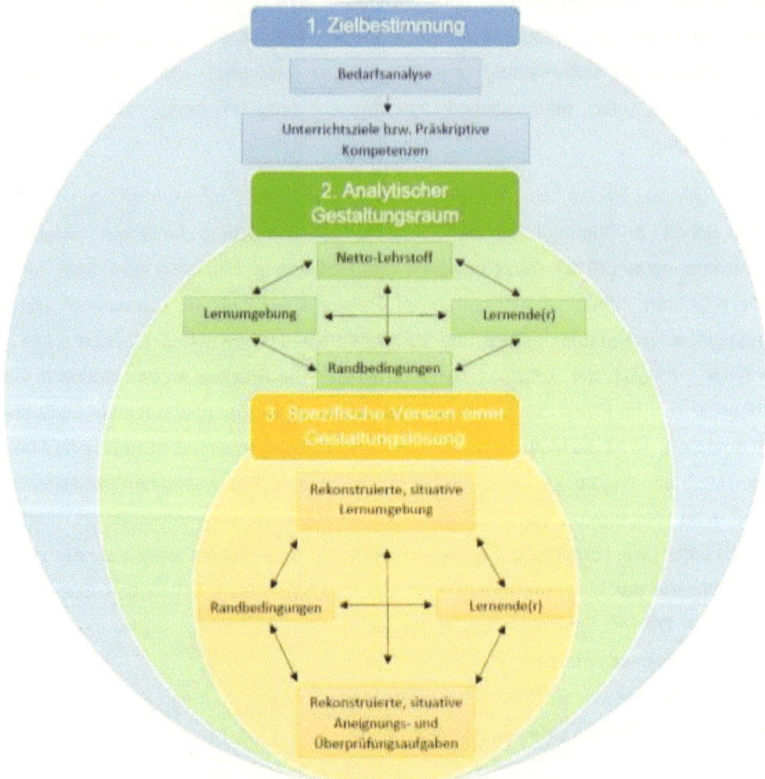

*Abbildung 3 Das Dresdener Ei. Drei Phasen der kompetenzorientierten Unterrichtsgestaltung (in Anlehnung an Schott & Ghanbari, 2012)*

17

Transfer man dadurch anstrebt, es soll somit darauf geachtet werden, worauf die Schülerinnen und Schüler das Gelernte übertragen können sollen (Schott & Ghanbari, 2012). Ein guter Transfer, sowie eine Analyse der Transferfähigkeit in der Pflegeausbildung auf unterschiedlichste Themen kann somit dabei helfen, Redundanzen innerhalb einzelner Unterrichte zu reduzieren und legt eventuelle Lücken offen, die durch die Lehrenden zu schließen sind. Als Ergebnis der Analyse erhalten die Lehrenden Unterrichtsziele bzw. präskriptive Kompetenzen nach denen er oder sie den Unterricht gestalten können (Schott & Ghanbari, 2012).

Die Ziele definieren zunächst den Brutto-Lehrstoff, also das gesamte Wissen, welches mit Hilfe des Unterrichts erlangt werden soll. Die Lernenden bringen allerdings individuelles und auf den ersten Blick nicht immer zu erkennendes Vorwissen mit. Dadurch ergibt sich eine Diskrepanz an Wissen, die Netto-Lehrstoff genannt wird und folglich die Inhalte darstellt, die der Lehrende nach einer sorgfältigen Analyse noch vermitteln soll um den geforderten Brutto-Lehrstoff, und damit ein „Brutto-Wissen" zu vermitteln (Schott & Ghanbari, 2012). Es lässt sich zusammenfassen, dass die Zielbestimmung dazu da ist, den Lehrenden für ihre kompetenzorientierte Unterrichtsgestaltung ein zu erreichendes Ziel zu geben, nach deren Erlangen sich die Gestaltung des Unterrichtes ausrichtet. Sind die Ziele festgelegt, kann mit der zweiten Phase begonnen werden, der Analyse der Gestaltungsmöglichkeiten.

**2. Phase: Analyse der Gestaltungsmöglichkeiten**

In der zweiten Phase der kompetenzorientierten Unterrichtsgestaltung werden die Gestaltungsmöglichkeiten zur Erreichung der zuvor definierten Ziele analysiert. Nachdem also im ersten Schritt die Lernziele bzw. präskriptiven Kompetenzen für den Unterricht formuliert und definiert wurden, wird in der zweiten Phase überprüft welche Möglichkeiten der Unterrichtsgestaltung es gibt, um diese zu realisieren. Die Möglichkeiten bzw. die Grenzen der Gestaltung von Unterricht werden durch vier Komponenten beeinflusst: die Lernenden, den Netto-Lehrstoff, die Lernumgebung und die Randbedingungen (Schott & Ghanbari, 2012).

- Lernende/r

Diese Komponente beschreibt die Adressaten des Unterrichts. Diese bringen unterschiedliche Eigenschaften in Form von z.B. Vorwissen, Motivation oder Intelligenz mit. Diese sollten im Rahmen der didaktischen Bedingungsanalyse erschlossen werden.

- Netto-Lehrstoff

Der Brutto-Lernstoff wird von jedem Unterrichtsziel bzw. von jeder präskriptiven Kompetenz definiert und setzt sich aus allen dazugehörigen Aufgabenmengen zusammen. Durch sein Vorwissen kennt der Lernende schon einen Teil der Aufgabenmengen, sodass nur der fehlende Anteil gelehrt werden muss. Dieser Rest wird Netto-Lehrstoff genannt.

- Lernumgebung

Die Lernumgebung umfasst all das, was planbar genutzt werden kann, um die Unterrichtsziele und Inhalte zu vermitteln. Hierzu zählen Lehrkräfte, Lehrmethoden, Lehrmaterialien, Medien, Räume, Zeitabschnitte und die Mitlernenden.

- Randbedingungen

Unter Randbedingungen fassen Schott & Ghanbari alle Aspekte eines Unterrichts zusammen, die nicht beeinflusst werden können, welche allerdings berücksichtigt werden müssen. Dies kann z.B. die Tatsache sein, dass der Unterricht in der letzten Stunde vor dem Wochenende stattfindet oder extreme Wetterbedingungen die z.B. hohen Temperaturen mit sich bringen.

Diese vier Komponenten mit ihren jeweiligen Eigenschaften und Wechselwirkungen ergeben für den Lehrenden den Rahmen, in dem er den kompetenzorientierten Unterricht gestalten kann. Sie eröffnen somit Möglichkeiten der Unterrichtsgestaltung, es werden dem Lehrenden bei der Vorbereitung allerdings auch Grenzen der Unterrichtsgestaltung durch diese Analyse deutlich (Schott & Ghanbari, 2012, S. 126). Im Spannungsfeld dieser Grenzen und Möglichkeiten findet nun die letzte Phase der kompetenzorientierten Unterrichtsgestaltung statt, die Konstruktion einer Gestaltungslösung, also der eigentliche Unterrichtsentwurf.

### 3. Phase: Konstruktion einer Gestaltungslösung

Diese Phase der konstruktiven Unterrichtsgestaltung beschreibt eine Synthese von Unterrichtmethoden in Form der Konstruktion einer Gestaltungslösung (Schott & Ghanbari, 2012). Mit Hilfe des in Phase 2 beschriebenen Gestaltungsrahmens kann in dieser Phase der zu planende Unterricht konstruiert werden. Hierbei müssen die Randbedingungen sowie die Charaktereigenschaften der Lernenden zunächst so akzeptiert und eingeplant werden wie sie sind. Die Lehrenden haben allerdings im Rahmen der Lernumgebung sowie der Aufgaben verschiedene Gestaltungsmöglichkeiten, um den Netto-Lehrstoff zu vermitteln. Hierbei verwenden Lehrende Aneignungsaufgaben, um den Stoff des Unterrichts zu vermitteln und Überprüfungsaufgaben, um die Lernerfolgskontrolle durchzuführen. Das Ziel der Lehrenden ist es hierbei, dass sich die Lernenden nach dem Unterricht im Sinne der Zielerreichung bzw. Kompetenzentwicklung geändert haben (Schott & Ghanbari, 2012).

Wichtig sei noch zu unterstreichen, dass auch in Phase 3 den Lehrenden bewusstwerden kann, dass ein bestimmtes Ziel durch die vorhandenen Möglichkeiten der Lernumgebung nicht zu erreichen sind, da diese nicht ausreichen (Schott & Ghanbari, 2012). Die Konsequenz hieraus wäre, in Phase 1 zurück zu kehren und das Ziel zu verändern.

### 3.2 Kompetenzorientierter Unterrichts nach dem GovI-Verfahren

Die zuvor beschriebenen Phasen der kompetenzorientierten Unterrichtsgestaltung bieten den Rahmen für das sogenannte Gov-I (Goal-valid Instruction) Verfahren für die Entwicklung kompetenzorientiertem Unterricht. Wie der Name vermuten lässt handelt es sich hierbei um eine kompetenzorientierte Unterrichtsgestaltung welche die Zielvalidität in den Fokus rückt. Hierbei ist wichtig, dass ein zielorientierter Unterricht nur dann realisiert werden kann, wenn der Unterricht zu den Unterrichtszielen passt (Schott & Ghanbari, 2012). Wie zuvor dargestellt bildet die Outputorientierung und die Zielvalidität die Grundlage für die Entwicklung von Kompetenzen im Unterricht. Aus diesem Grund soll die Gov-I-Methode im Rahmen dieser Arbeit beschrieben werden. Innerhalb der zuvor beschrieben 3 Phasen der kompetenzorientierten Unterrichtsgestaltung werden die 4 Module (Schott & Ghanbari, 2012) verortet in denen sich wiederrum die 10 Schritte kompetenzorientierten Unterrichts wiederfinden (Tabelle 2).

*Tabelle 2 10 Schritte zur kompetenzorientierten Unterrichtsgestaltung nach Gov-I (Goal-valid Instruction) (in Anlehnung an Schott & Ghanbari, 2012)*

| | 10 Schritte zur kompetenzorientierten Unterrichtsgestaltung |
|---|---|
| **PHASE 1:** *Ziel-bestimmung* | **MODUL 1: Lehrzielpräzisierung zu den angestrebten Kompetenzen** SCHRITT 1: Bestimmung des Gesamtziels und der Teilziele aufgrund einer Bedarfsanalyse und ihre Einbettung in betreffende Themengebiete sowie Überlegung zum Transfer SCHRITT 2: Präzisierung der Teilziele und Bestimmung der Beziehung der Teilziele untereinander **MODUL 2: Kompetenzorientierter Unterricht** SCHRITT 3: Vom Brutto-Lehrstoff zum Netto-Lehrstoff |
| **PHASE 2:** *Analyse der Gestaltungs-möglichkeiten* | SCHRITT 4: Analyse der Gestaltungsmöglichkeiten aufgrund der Eigenschaften der Lernenden, des Netto-Lehrstoffs, der Randbedingungen und der Möglichkeiten, die Lernumgebung zu arrangieren |
| **PHASE 3:** *Konstruktion einer Gestaltungs-lösung* | SCHRITT 5: Konstruktion der rekonstruierten, situativen Lernaufgaben (wir nennen diese auch Aneignungsaufgaben) SCHRITT 6: Konstruktion der rekonstruierten, situativen Lernumgebung **MODUL 3: Kompetenzorientierte Lernerfolgskontrolle** SCHRITT 7: Konstruktion lehrzielvalider Überprüfungsaufgaben SCHRITT 8: Überlegungen zur formativen Lernerfolgskontrolle SCHRITT 9: Konstruktion der summativen Lernerfolgskontrolle **MODUL 4: Qualitätssicherung** SCHRITT 10: Qualitätssicherung des Unterrichts |

Das erste Modul, die „Lernzielpräzisierung zu den angestrebten Kompetenzen" umfasst hierbei zwei Schritte. Der erste Schritt befasst sich mit der Bestimmung eines Gesamtziels sowie der Bestimmung von Teilzielen vor dem Hintergrund der Bedarfsanalyse, ihrer Einbettung in die Themengebiete sowie der ersten Überlegung zum Transfer (Schott &

Ghanbari, 2012). Dieser Schritt dient dazu eine grobe Richtung für den Unterricht zu erhalten und dabei zu berücksichtigen, ob vorliegende Probleme durch das Erreichen der definierten Ziele gelöst werden. Die Einbettung in ein Themengebiet gewährt hierbei, dass die Ziele nicht losgelöst dastehen sondern in einen fachlichen und lebensweltlichen Bezug behandelt werden (Schott & Ghanbari, 2012). Nachdem ein Gesamtziel und die ersten Teilziele formuliert und eingebettet sind, findet im ersten Modul der zweite Schritt statt. Hierbei werden die Teilziele präzisiert und ihre Beziehung zueinander bestimmt, da Teilziele in der Regel nicht isoliert betrachtet werden (Schott & Ghanbari, 2012). Der dritte Schritt findet zwar noch in der Phase der Zielbestimmung statt, definiert allerdings auch den ersten Schritt im zweiten Modul: „Kompetenzorientierter Unterricht". In diesem Schritt wird der Netto-Lehrstoff festgestellt (Schott & Ghanbari, 2012). Die zuvor definierten Teilziele bilden den Brutto-Lehrstoff ab, also alles was die Lernenden verinnerlichen müssen, um die Ziele zu erreichen. Es ist die Aufgabe der Lehrenden das Vorwissen festzustellen und damit den Netto-Lehrstoff zu definieren. Der vierte Schritt des Gov-I Verfahrens ist der einzige Schritt der in der zweiten Phase, der „Analyse der Gestaltungsmöglichkeiten" stattfindet. Hier geht es um die Analyse der Gestaltungsmöglichkeiten, welche von den Eigenschaften der Lernenden, dem Netto-Lehrstoff, den Randbedingungen und der Möglichkeit der Gestaltung der Lernumgebung abhängen. Erst mit Schritt 5 und 6, den ersten beiden innerhalb der dritten Phase, werden die situativen Lernaufgaben und Lernumgebung konstruiert. Die Aneignungsaufgaben werden im zuvor abgesteckten Rahmen der Gestaltungsmöglichkeiten konstruiert und sollten zielvalide mit den zuvor definierten Teilzielen sein (Schott & Ghanbari, 2012). Die Konstruktion der Lernumgebung befasst sich mit der Wahl geeigneter Lehrmethoden, die ebenfalls zielvalide sein müssen. Die Schritte 7 bis 9 befassen sich im dritten Modul mit der kompetenzorientierten Lernerfolgskontrolle. Diese werden, aus Mangel an Ressourcen, im Weiteren nicht ausgeführt, bedürfen somit einer Vertiefung an anderer Stelle. Der zehnte und letzte Schritt und einzige Teilaspekt des vierten Moduls, umfasst die Qualitätssicherung. Hierbei werden die Meinungen der Lehrenden und Lernenden eingeholt und überprüft, ob der gelaufene Unterricht zielvalide stattgefunden hat und ob die geforderten präskriptiven Kompetenzen somit erreicht wurden (Schott & Ghanbari, 2012).

# 4. Kompetenzorientierter E-Learning-Unterricht

## 4.1 Lernaufgaben

Wie aus der Gov-I Methode deutlich wird, spielen die Lernaufgaben eine zentrale Rolle bei der Vermittlung von Kompetenzen bzw. deren Grundlagen Wissen und Fähigkeiten, auch im Rahmen von E-Learning. Die Lernaufgaben dienen dazu, Fähigkeiten und Fertigkeiten einzuüben, die in späteren beruflichen Situationen benötigt werden (Schott & Ghanbari, 2012). Sie dienen somit dazu, die persönlichen und gesellschaftlichen Handlungsspielräume zu erweitern (Schott & Ghanbari, 2012). Laut Arnold et al. sollte ein idealtypisches virtuelles

Lernmodul immer umfassende, bestenfalls auch kooperativ zu bearbeitende Lernaufgaben und Interaktionen mit den digitalen Medien beinhalten (2018). Weitere konstitutive Elemente sind das Einbeziehen sozialer Kontexte und die Betreuung der Lernenden, auch in individuellen Lernsituationen (Arnold et al., 2018). Aus diesem Grund sollen im Folgenden die grundlegend notwendigen Lernaufgaben genauer dargestellt werden. Geeignete Lernaufgaben spielen bei der Gestaltung von E-Learning-Angeboten zum Erwerb ganzheitlicher Handlungskompetenzen eine entscheidende Rolle (Arnold et al., 2018). Wichtig bei der Konstruktion ist zu beachten, dass diese Lernaufgaben keine Testaufgaben zur Lernerfolgskontrolle des Lernprozesses oder der Lernergebnisse darstellt, sondern zur Lernaktivität anregen soll (Arnold et al., 2018). Dies geschieht, indem die Lernenden durch die Aufgabe zur Kommunikation und/oder Kooperation anregt, die Lernenden auf kognitiver und/oder emotionaler Ebene aktiviert sowie Lernerfolge dadurch gesichert werden, dass die Aufgaben als Übung zu einer Problembearbeitung entwickelt werden (Arnold et al., 2018). Um ein expansives Lernen zu schaffen, ist es grundlegend für die Lernaufgaben, dass diese einen Bezug zur späteren beruflichen Praxis herstellen und dem Lernenden somit die Relevanz der zu bearbeitenden Themen bewusst wird und klar ist, dass kein träges Wissen bearbeitet werden soll (Arnold et al., 2018). Indem der Lehrende die Lernaufgaben so auswählt, dass die im Beruf benötigten Kompetenzen erlernt werden, erfüllt er den ersten von drei Eigenschaften von Aufgaben, über die sich der Lehrende Gedanken machen muss. Zunächst sollte überlegt werden, welche Kompetenzen durch die Bearbeitung der Lernaufgabe erworben werden sollen (Arnold et al., 2018). Als zweiten Schritt muss überlegt werden, in welcher Sozialform die Lernenden die Aufgabe bearbeiten sollen (Einzelarbeit, Partnerarbeit, Gruppenarbeit mit gleichen oder arbeitsteiligen Aufgaben) (Arnold et al., 2018). Die dritte Eigenschaft von Aufgaben, die es von den Lehrenden zu berücksichtigen gilt ist, ob die Lernaufgabe zu kooperativen kritischen Diskussionen und somit zu kreativen Denkansätzen und Erarbeitungen innovativer Lösungen anregt (Arnold et al., 2018). Neben der Berücksichtigung der drei Eigenschaften ist es zudem relevant als Lehrender bei der multimedialen Aufbereitung von Lerninhalten darauf zu achten, diese nicht zu eng zu gestalten, da dies dazu führen kann, dass die Lernenden bei der Er- und Bearbeitung eingegrenzt und fixiert werden (Arnold et al., 2018). Es wird somit deutlich, dass bei der Gestaltung von Lernszenarien im E-Learning-Arrangements den Lernaufgaben eine größere Bedeutung zukommen muss, da Sie nicht nur zur Motivation und Aktivierung der Lernenden beiträgt, sondern Ihnen unter heterogenen Lernbedingungen von E-Learning zusätzlich Orientierung bietet (Arnold et al., 2018).

## 4.2 Konstruktion von E-Learning Angeboten

E-Learning kann für unterschiedliche Zielerreichungen genutzt werden kann. So kann E-Learning zur Vorbereitung auf (Online-)Prüfungen oder zur Stärkung der Medienkompetenz dienen. Aber auch zur Förderung des selbstgesteuerten Lernens ist E-Learning geeignet (Ortmann-Welp, 2020). Dies ist unabhängig davon, ob die Lehre synchron oder asynchron stattfindet und soll dazu dienen den Lernerfolg und die Zufriedenheit der Lernenden zu gewährleisten (Ortmann-Welp, 2020). Bei der Konstruktion von E-Learning-Angeboten ist es nötig, dass eine Kontext- und Ressourcenanalyse durchgeführt wird. Es wird hierbei untersucht, welche Gestaltungsmöglichkeiten die finanziellen sowie zeitlichen Rahmenbedingungen ermöglichen. Weiterhin sind personelle Kapazitäten sowie technischen Bedingungen des Bildungsortes für die Konstruktion und Auswahl von E-Learning-Angeboten entscheidend (Arnold et al., 2018). So kann z.B. ein online-Bearbeiten von Lernaufgaben in Kleingruppen nur dann ermöglicht werden, wenn den Lernenden die Möglichkeit gegeben wird, sich online synchron innerhalb dieser Kleingruppen auszutauschen. Einem E-Learning-Unterricht sollte eine Lernplattform (Learning Management System, kurz LMS) zugrunde liegen, auf der sich die einzelnen Lernangebote wiederfinden und die es erlaubt den Lernenden miteinander in Kontakt zu treten. Eine Unterrichtseinheit besteht immer aus Anteilen selbstgesteuerten Lernens oder aber kooperativer Lernformen (Arnold et al., 2018). Diesen Lernformen liegt grundsätzlich ein Arbeitsauftrag zugrunde, der Informationen enthalten sollte wie die eigentlichen Lernaufgaben, einen Zeitplan sowie eine Rollenverteilung, sofern es sich um eine Gruppenaufgabe handelt (Ortmann-Welp, 2020). Hierbei ist zu unterscheiden, ob die Lernenden eine heterogene oder homogene Arbeitsverteilung erhalten sollen. Dies ist ebenfalls anhand der zu erreichenden präskriptiven Kompetenzen zu definieren. Auf den Arbeitsauftrag folgen entweder selbstgesteuerte oder kooperative Lernangebote.

Selbstgesteuerte Lernangebote (Ortmann-Welp, 2020):
- Übungen zur Steigerung der Medien- und Internetrecherchekompetenz
- Bearbeitung der Thematik mit Hilfe von Inhalten aus der Fachlektüre, aktuellen wissenschaftlichen Artikeln, Internetseiten, Sequenzen aus Videos, Screencast, Podcasts etc.
- Bearbeitung von Tests, Lernübungen oder mit interaktiven Übungen angereicherten Videos
- Bearbeiten von Lernaufgaben und Hochladen der Ergebnisse auf die Lernplattform
- Aber auch das widerholen von Lernstoff kann dazu dienen. Z.B. indem gelaufene Videokonferenz-Aufzeichnungen erneut gesichtet werden können

Kooperative Lernangebote (Ortmann-Welp, 2020):
- Forumsdiskussionen
- Erstellung von Glossaren oder einem Wiki
- Synchrone Erstellung von Produkten mit Kooperativen Programmen (Google Docs, Jamboard, Padlet etc.)
- Besuch des virtuellen Klassenzimmers

- Gemeinsame Nutzung und Bearbeitung von Lernaufgaben (Fallbeispiele, Serious Games etc.)

Für eine effektive Unterstützung ist es wichtig, dass die Lehrenden in der Zeit des E-Learnings erreichbar sind, um nicht durch fehlende Hilfe eine unbewusste Abneigung oder Widerwillen gegen das Lernangebot zu fördern (Ortmann-Welp, 2020). Bei der Gestaltung von E-Learning-Unterrichten kommt es somit zuerst auf den Zweck bzw. das Ziel an. Die erste der drei Phasen, die Zielbestimmung, sollte somit vor der Auswahl der Medien stattgefunden haben. Ist das Thema vorgegeben und die Ziele definiert, kann die Konstruktion von E-Learning Unterricht erst stattfinden (Ortmann-Welp, 2020). So kann die Phase der „Aktivierung des Vorwissens" durch eine Forumsdiskussion angelegt werden oder zur Wiederholung können kooperative Skripte erstellt oder Übungstests durchgeführt werden (Ortmann-Welp, 2020). Auch die Analysen von Hattie haben die Wichtigkeit der Berücksichtigung von Vorwissen sowie das Kommunizieren der zu erreichenden Lernziele deutlich hervorgehoben (Hattie, 2017). In der Erarbeitungsphase ist es an den Lehrenden den Lernenden die Arbeitsmaterialien zur Verfügung zu stellen. Dies kann in Form jeglicher digitalen Medien stattfinden. So sollte neben z.B. Artikeln oder Skripten auch zur Thematik relevante und empfehlenswerte Internetseiten verlinkt oder passende Videos selber erstellt oder auf Plattformen wie YouTube oder anderen Mediatheken dargeboten werden. Hierbei ist wichtig, dass bei längeren Videos die Passagen, die relevant sind, im Arbeitsauftrag vermerkt werden. (Ortmann-Welp, 2020). Es wird zudem empfohlen zusätzliche, über den Arbeitsauftrag hinausreichende, Materialien zur Verfügung zu stellen, um den Lernenden die Möglichkeit zu geben, bei Bedarf, über das Geforderte hinweg zu lernen (Ortmann-Welp, 2020).

# Fazit

Diese Arbeit sollte die Frage klären, welche Grundlagen erfüllt sein müssen, um im Rahmen von E-Learning-Unterricht Kompetenzen zu vermitteln. Betrachtet man den theoretischen Hintergrund, so wird deutlich, dass E-Learning in der Lage sein sollte zumindest einige der Teilaspekte von Kompetenzerwerb zu erfüllen. Da E-Learning als Teil der Mediendidaktik betrachtet werden kann, ist es auch Aufgabe von E-Learning Lehr- und Lernprozesse hinsichtlich der Zielerreichung zu optimieren (DeWitt & Czerwionka, 2007). In diesem besonderen Fall findet diese Optimierung ausschließlich mit digitalen Medien in rein online-basierten Kontexten statt. Dem E-Learning liegen vielfältige Potentiale zugrunde, vor allem im Bereich der selbstständigen Erarbeitung, der Kommunikation und der Kollaboration mit anderen Lernenden (Ortmann-Welp, 2020). Je nach Anforderung ist es dem Lehrenden zusätzlich möglich, das E-Learning anzupassen und z.B. auf die Interaktion zwischen den Nutzern und dem System auszulegen (Süss et al., 2018). Aber auch das darbieten von Informationen oder die Kollaboration zwischen den Lernenden kann durch E-Learning gefördert werden (Süss et al., 2018). Betrachtet man den Kompetenzbegriff, werden die Grenzen von E-Learning deutlich. Kompetenz, also die Fähigkeit Probleme auch dann mit Hilfe seines Wissens und seiner Fertigkeiten, zu lösen ohne bekannte Lösungswege abzuarbeiten oder das Resultat vorher zu kennen (Erpenbeck & Sauter, 2015). So erscheint es durchaus möglich einige der Schritte der Kompetenzentwicklung auch durch E-Learning erreichen zu können. Der Aufbau formellen Wissens als erster Schritt scheint durch E-Learning durchführbar, ebenso die Qualifikation. In dieser zweiten Phase müssen die Lernenden das aufgebaute Wissen durch Übungen selbstorganisiert sichern. Erst in der dritten und vierten Phase werden die Grenzen deutlich. Ein Wissenstransfer in die Praxis kann reines E-Learning, wie das virtuelle Seminar, nicht gewährleisten. Erpenbeck & Sauter machten zudem deutlich, dass die eigentliche Kompetenzentwicklung im Prozess der Arbeit oder in größeren Projekten stattfindet. Durch das Lösen von größeren Projekten und Aufgaben, in Kooperation oder gestützt durch Kommunikation, können z.B. Fachkompetenzen aber auch sozial-kommunikative Kompetenzen vermittelt werden (Erpenbeck & Sauter, 2015). Wichtig hierfür ist die kompetenzorientierte Gestaltung von Unterricht. Die Zielorientierung ist hierbei für den Lehrenden essentiell (Schott & Ghanbari, 2012). Erst durch den Fokus auf präskriptive Kompetenzen, also den Output des Unterrichts, kann ein Lehrender die Grenzen seiner Unterrichtsgestaltung erkennen (Schott & Ghanbari, 2012). Parallele Zielvalidität kann zu diesem output-orientierten Unterrichtsgestaltung führen, sofern das im Unterricht behandelte nicht völlig mit den Unterrichtszielen übereinstimmt und folglich von den Lernenden einen Transfer fordert (Schott & Ghanbari, 2012). Diese definierten Anforderungen an kompetenzorientierten Unterricht lassen sich durchaus durch virtuelle E-Learning-Arrangements erreichen. Wichtig ist hierbei, dass die Lehrenden die Gestaltungsmöglichkeiten analysieren und dabei die Lernenden, den Netto Lehrstoff sowie die Lernumgebung als auch die Randbedingungen berücksichtigen (Schott & Ghanbari, 2012). Dazu gehört neben dem Nutzen vorhandener Möglichkeiten auch die Berücksichtigung von Grenzen innerhalb des Kompetenzerwerbs durch E-Learning. Eine Handlungskompetenz kann z.B. durch Online-Kurse schwerer bis gar nicht erreicht werden als eine Fachkompetenz. Im Rahmen von Gov-I wurden diese Aspekte aufgegriffen und machten deutlich, dass die Konstruktion von Lern- bzw. Aneignungsaufgaben fundamental für die Bildung von Kompetenzen im Online-Unterricht ist. Lernaufgaben dienen dazu, Fähigkeiten und Fertigkeiten einzuüben, die in späteren beruflichen Situationen benötigt werden. Im direkten Bezug zum Kompetenzerwerb wird also deutlich, dass Lernaufgaben idealerweise umfassende, bestenfalls kooperativ zu bearbeitende Elemente in Form digitaler Medien beinhalten (Arnold et al., 2018). Hierbei sollte es sich nicht um Testaufgaben handeln, sondern die Gestaltung der E-Learning-Lernaufgaben sollte als Übung zu einer Problembearbeitung entwickelt werden, die zur Kommunikation und/oder Kooperation anregt und dabei die kognitive und/oder emotionale Ebene aktiviert (Arnold et al., 2018). Wichtig bei der Gestaltung ist die Frage nach den zu erwerbenden Kompetenzen, der gewünschten Sozialform sowie die kooperativ, kritische Gestaltung (Arnold et al., 2018). Besonders das Vermitteln von Wissen und theoretischen Grundlagen von Fertigkeiten ist mit Hilfe der Bearbeitung von Lernaufgaben möglich. Für den Kompetenzgewinn bedeutet das, dass zumindest eine Grundlage von pflegerischen Kompetenzen durch reinen E-Learning-Unterricht vermittelt werden kann. Diese Grundlage kann im zweiten Schritt, der Qualifikation, durch Übungen und das Bearbeiten von Fallstudien vertieft und routiniert werden, um sie dann im eigentlichen Praxiseinsatz der Lernenden zu echten Kompetenzen entwickeln können (Erpenbeck & Sauter, 2015). Es lässt sich somit zusammenfassen, dass Lernaufgaben die den Kompetenzgewinn zum Ziel haben auch kompetenz- also output-orientiert konstruiert werden müssen. Die drei Phasen der kompetenzorientierten Unterrichtsgestaltung finden sich in Gov-I wieder, welches wiederrum die Lernaufgaben im Fokus hat. E-Learning befasst sich mit der Bearbeitung eben dieser Lernaufgaben hinsichtlich der geforderten Parallelen Zielvalidität. Hierdurch ist durch eine Bearbeitung dieser konstruierten Lernaufgaben ein Kompetenzgewinn möglich.

Diese Arbeit umfasst theoretische Ansätze, die ihm zeitlichen Rahmen dieser Arbeit skizziert werden konnten. Die Thematik der kompetenzorientierten E-Learning-Gestaltung weißt großes Potential auf, welches durch weiterführende Studien belegt werden muss. Besonders mit Hilfe formulierter Teilkompetenzen innerhalb curricularer Strukturen der generalistischen Pflegeausbildung kann in Zukunft erforscht werden, welche genauen Kompetenzen mit Hilfe von E-Learning vermittelt werden können. Auf diese Weise kann der theoretische Inhalt der Ausbildung auch während schweren Krisen, mit Hilfe von E-Learning, gewährleistet werden.

# Literaturverzeichnis

**Arnold, P., Kilian, L., Thillosen, A. & Zimmer, G. M. (2018).** Handbuch e-learning: Lehren und Lernen mit digitalen Medien. Stuttgart: UTB Verlag

**BMFSFJ Bundesministerium für Familie, Senioren, Frauen und Jugend des Bundesministeriums für Gesundheit (2019).** Ausbildungs- und Prüfungsverordnung für die Pflegeberufe. Verfügbar unter: https://www.bundesgesundheitsministerium.de/-fileadmin/Dateien/3_Downloads/Gesetze_und_Verordnungen/GuV/A/Ausbildungs-_und_Pruefungs_Verordnung_Pflegeberufe_final.pdf (Stand: 23.01.2020).

**De Witt, Claudia; Czerwionka, Thomas (2007).** Mediendidaktik. Studientexte für die Erwachsenenbildung. Bielefeld: W. Bertelsmann.

**Dudenredaktion (o.J.).** Fertigkeiten. In: Duden online. Verfügbar unter: https://www.duden.de/rechtschreibung/Fertigkeit#bedeutungen (Stand: 17.04.2020).

**Engels, B. (2020).** Corona: Stresstest für die Digitalisierung in Deutschland. In: IW-Kurzberichte, Institut der deutschen Wirtschaft 23/2020.

**Erpenbeck, J., Sauter, S., Sauter, W. (2015).** E-Learning und Blended Learning: Selbstgesteuerte Lernprozesse zum Wissensaufbau und zur Qualifizierung. Wiesbaden: Springer Gabler Verlag.

**Erpenbeck, J., Sauter, S., Sauter, W. (2016).** Social Workplace Learning: Kompetenzentwicklung im Arbeitsprozess und um Netz in der Enterprise 2.0. Wiesbaden: Springer Gabler Verlag.

**Erpenbeck, J., Sauter, W. (2013).** So werden wir lernen: Kompetenzentwicklung in einer Welt fühlender Computer, kluger Wolken und sinnsuchender Netze. Wiesbaden: Springer Gabler Verlag.

**Erpenbeck, J., Sauter, W. (2015).** Wissen, Werte und Kompetenzen in der Mitarbeiterentwicklung: Ohne Gefühl geht in der Bildung gar nichts. Wiesbaden: Springer Gabler Verlag.

**Erpenbeck, J., Von Rosenstiehl, L.; Grote, S.; Sauter W. (2017)** Handbuch Kompetenzmessung: Erkennen, verstehen und bewerten von Kompetenzen in der betrieblichen, pädagogischen und psychologischen Praxis. 3. Auflage. Stuttgart: Schäffer-Poeschel Verlag.

**Frank S. (2012).** eLearning und Kompetenzentwicklung: Ein unterrichtsorientiertes didaktisches Modell. Bad Heilbrunn: Klinkhardt Verlag.

**Hattie, J. (2017).** Lernen sichtbar machen für Lehrpersonen. Baltmannsweiler: Schneider Verlag Hohengehren

**Kuhlmann, A., Sauter, W. (2008).** Innovative Lernsysteme: Kompetenzentwicklung mit Blended Learning und Social Software. Berlin: Springer-Verlag.

**Kron, F. W., Sofos, A. (2003).** Mediendidaktik. Neue Medien in Lehr- und Lernprozessen. München: Reinhardt (UTB Medien- und Kommunikationswissenschaft, Pädagogik).

**Ortmann-Welp, E. (2020).** Digitale Lernangebote in der Pflege – Neue Wege der Mediennutzung in der Aus-, Fort- und Weiterbildung

**Süss, D., Lampert, C. & Trültzsch-Wijnen, C. W. (2018).** Medienpädagogik. Ein Studienbuch zur Einführung (3. Auflage). Wiesbaden: Springer Verlag

**Schott, F., & Ghanbari, S. A. (2012).** Bildungsstandards, Kompetenzdiagnostik und kompetenzorientierter Unterricht zur Qualitätssicherung des Bildungswesens. Münster: Waxmann.

**Weinert, F. E. (2001).** Leistungsmessungen in Schulen. Weinheim: Beltz Verlag.

# Abbildungsverzeichnis

# Tabellenverzeichnis

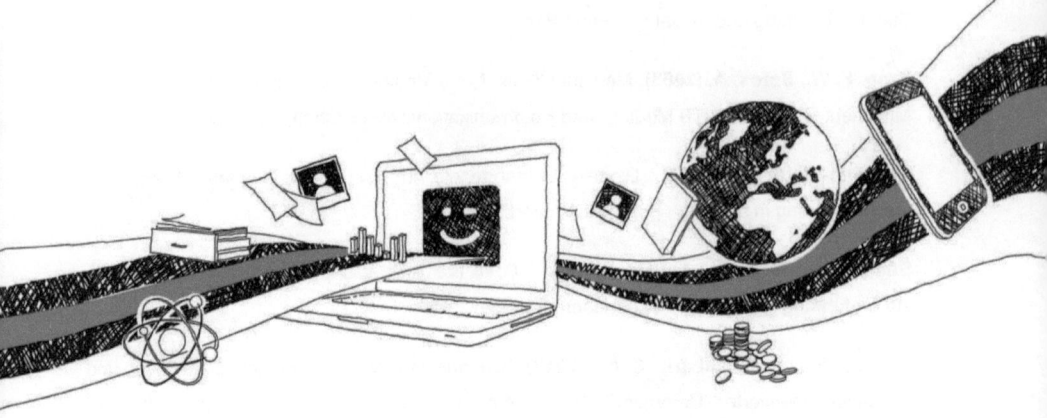
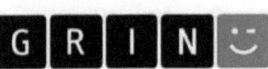